RAPPORT

SUR LE

SERVICE DES MALADES TRAITÉS A DOMICILE

PENDANT L'ANNÉE 1857

PRÉSENTÉ

PAR M. LE DOCTEUR ROLLET

SÉANCE DU 14 MAI 1858

PRÉSIDENCE DE M. LENOIR, MAIRE-ADJOINT

PARIS

TYPOGRAPHIE ET LITHOGRAPHIE DE Mme SMITH

RUE FONTAINE-AU-ROI, 18

1858

RAPPORT

SUR LE

SERVICE DES MALADES TRAITÉS A DOMICILE

PENDANT L'ANNÉE 1857

PRÉSENTÉ

PAR M. LE DOCTEUR ROLLET

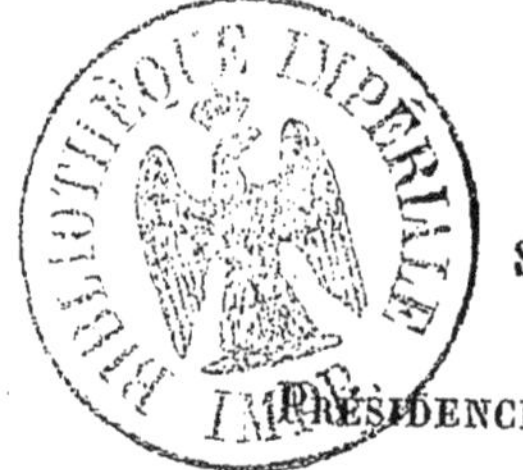

SÉANCE DU 14 MAI 1858

PRÉSIDENCE DE M. LENOIR, MAIRE-ADJOINT

PARIS

TYPOGRAPHIE ET LITHOGRAPHIE DE Mme SMITH

RUE FONTAINE-AU-ROI, 18

1858

RAPPORT

SUR LE

SERVICE DES MALADES TRAITÉS A DOMICILE

PENDANT L'ANNÉE 1857

Messieurs,

Le sort sert quelquefois bien mal ceux qu'il semble favoriser. En me désignant comme rapporteur de la commission médicale du 6ᵐᵉ arrondissement, vous m'aurez donné sans doute ce fatal honneur de vous montrer et mon inaptitude et mon insuffisance pour la tâche qui m'est dévolue. Ce n'est donc qu'avec le sentiment intime de ma faiblesse et la confiance en vos bienveillantes dispositions que j'oserai l'entreprendre.

Avant d'entrer en matière, je dois vous dire que mes collègues ont pensé qu'un rapport ne devait pas refléter uniquement les idées et les tendances personnelles de son auteur, mais qu'il devait être aussi le résumé exact des faits accomplis dans l'année, et l'expression fidèle des idées et des vœux de tous.

Pour me conformer à cette manière de voir, qui me paraît

sage et que j'adopte pleinement, j'ai dû exclure de ce travail toute discussion et toute thèse purement scientifiques, toute digression étiologique et symptomatologique, choses bonnes assurément dans un traité de médecine, mais choses inutiles ici.

Qu'ai-je donc à examiner et à soumettre à votre appréciation ? Le bilan médical de l'année 1857, concernant la population indigente du 6me arrondissement.

Que trouvons-nous d'abord ?

2,231 malades inscrits au registre du service médical.

L'année 1856 avait fourni un chiffre de 2,581, et l'année 1855 un chiffre de 2,941.

Il résulte de ces chiffres comparatifs une diminution graduelle et progressive de malades pour chaque année. Il serait consolant pour nous de pouvoir attribuer cette diminution à une augmentation de bien-être dans les classes déshéritées ; mais ne nous livrons point à cet espoir décevant.

J'ai cru trouver une explication plus vraie de ce fait dans les nombreuses expropriations qui ont frappé toute une partie du 6me arrondissement, et ont forcé la population, principalement la population pauvre, à émigrer dans les faubourgs.

Le chiffre relativement faible des malades traités à domicile pendant l'année 1857 pourrait aussi s'expliquer en partie par l'influence des saisons, qui ont été généralement clémentes et favorables à la santé.

Peut-être aussi l'administration locale, témoin de quelques abus inévitables, s'est-elle montrée avec raison plus sévère pour l'admission des malades aux secours médicaux.

Quoi qu'il en soit, ce total de 2,231 malades se décompose de la manière suivante :

Affections aiguës........	1,552	
Affections chroniques....	484	2,231
Accouchements.	195	

Si nous étudions ces maladies au point de vue des organes qui en ont été le siége, nous trouvons en chiffres ronds que :

L'appareil respiratoire a fourni à lui seul un contingent de 620 cas ;

L'appareil digestif un contingent de 430 cas ;

L'appareil nerveux cérébro-spinal 70 cas ;

L'appareil circulatoire 40 cas ;

L'appareil génito-urinaire 20 cas ;

L'appareil de la locomotion 80 cas.

Le reste, et je vous en fais grâce, se répartit sur différents organes secondaires, ou appartient à la classe des *fièvres* et des *affections générales* pouvant porter indistinctement sur tout organe.

Si nous les envisageons au point de vue de leur nature, nous nous sentons tout d'abord attristés en constatant 108 cas de tubercules pulmonaires. Et à ce chiffre effrayant, nous pourrions ajouter, sans compter les individus traités aux consultations, un nombre presque égal de cas désignés sous les noms de catarrhes pulmonaires chroniques, bronchites chroniques et hémoptysies, et qui se rapportent évidemment pour la plupart au même état morbide.

Sur ces 108 cas, la mort en a pris 38. Quant à ceux qui restent, un bon nombre déjà a dû succomber au moment où nous écrivons ces lignes. Car pour ces condamnés, nul espoir d'échapper à leur sort : leur mal est implacable, et quand même il voudrait pardonner, la misère, l'incurable misère s'y opposerait.

Aussi, chaque fois qu'un de ces malheureux a recours à nous, nous ne pouvons nous défendre d'un sentiment de pitié et de découragement, et nous nous inclinons douloureusement devant la double impuissance de la science et de l'administration, qui, malgré ses sacrifices et ses généreuses inspirations, ne serait jamais assez riche pour mettre à la disposition de ces malades ce que la science parfois pourrait prescrire.

Les cas de scrofules et de rachitismes, quoique moins nombreux, nous fournissent les mêmes considérations et nous suggèrent les mêmes réflexions.

Mais détournons nos regards de ce tableau, et envisageons les maladies d'après leur fréquence et leur caractère dominant, suivant certaines époques de l'année. En un mot, voyons quelle a été sur elles l'influence des saisons.

Avant d'assister avec moi à cette revue, il est bon que vous sachiez que je ne me suis attaché qu'aux faits principaux, et que j'ai négligé tous ceux desquels je ne pouvais tirer aucune considération médicale ou aucun enseignement de quelque valeur.

Ce qui caractérise le premier trimestre, c'est la production des affections catarrhales.

132 cas de bronchites aiguës, rhumes, grippes, angines, et 72 cas de catarrhes pulmonaires, attestent leur fréquence.

Je n'insisterai pas davantage sur ces affections, qui ne nous ont donné qu'un chiffre de 8 décès : 4 pour la forme aiguë, et 4 pour la forme chronique ; ce qui témoigne suffisamment de leur bénignité.

C'est aussi pendant ce trimestre que les tubercules pulmonaires se sont montrés en plus grand nombre : ils nous offrent un chiffre de 42, dont 13 décès.

Huit cas de coqueluche ont été signalés dans ce même trimestre, et tous ont été guéris. Dans les deux trimestres qui vont suivre, cette maladie disparaît, et ne se montre plus qu'au dernier trimestre de l'année ; 3 cas seulement témoignent de son peu de fréquence ; 1 cas se complique de pneumonie et amène la mort.

Je ne dois pas omettre 6 cas de croup qui se sont manifestés vers la fin de ce trimestre, et 2 autres cas au commencement du deuxième trimestre. Sur ces 8 cas nous avons à enregistrer 6 décès ; ce qui n'atteste que trop, hélas ! le caractère terrible de l'affection en général, et la gravité des cas que chacun de nous a eu à traiter en particulier.

A cette occasion, qu'il me soit permis de rapporter en quelques mots une observation assez curieuse d'une fausse membrane expulsée sous l'influence des vomitifs.

Cette fausse membrane, rendue en notre présence, avait exactement la forme d'un cylindre creux, ou si vous l'aimez mieux, la forme d'une mèche à lampe. Elle présentait 12 millimètres de diamètre sur 22 millimètres de longueur. Après son expulsion, le jeune malade, qui était déjà arrivé à la période asphyxique, se trouve soulagé comme par enchantement : la respiration cesse d'être sifflante, perd de son accélération et redevient normale. La voix, qui était éteinte, reparaît avec un peu d'enrouement seulement. Cette rémission de tous les symptômes graves se prolongea durant vingt-quatre heures ; nous crûmes l'enfant sauvé ; mais, vers le soir du troisième jour, tout le cortége hideux du croup et de l'asphyxie reparut, et le malade succomba.

Enfin, l'apparition des fièvres éruptives, vers la fin de ce trimestre, lui imprime une nouvelle physionomie. 12 cas de rougeole et 2 de scarlatine nous font pressentir une véritable épidémie.

En effet, dans le deuxième trimestre, 34 cas de rougeole et 5 cas de scarlatine attestent d'une manière irrécusable le caractère épidémique. 2 cas de mort seulement sur un chiffre aussi élevé, nous donnent une idée de la bénignité de l'affection. Pour n'avoir plus à revenir sur cette épidémie de rougeole, disons tout de suite que sa durée se prolonge, et que nous la retrouvons au commencement du troisième trimestre, où 19 cas témoignent encore de son existence. Sur ces 19 cas enregistrons également 2 décès.

Dans ce deuxième trimestre, dans sa première partie surtout, nous constatons encore l'état catarrhal, mais avec une intensité bien moindre. Le chiffre de ces affections sur les bulletins a diminué de moitié ; mais, en revanche, les affections du tube digestif commencent à se montrer, ainsi que cela arrive sous l'influence des chaleurs.

85 cas inscrits sur les bulletins, sous les dénominations diverses de diarrhée, entérite, entéro-colite, gastro-entérite et dyssenterie, nous donnent déjà une idée de leur fréquence, tandis que 5 décès attestent leur caractère benin.

Vers la fin de mai et en juin éclatent les fièvres typhoïdes, avec leurs formes diverses. Nous en constatons 21 cas, dont 3 décès.

Malheureusement ces chiffres, quoique exacts, n'ont aucune valeur au point de vue de la mortalité de cette affection. Sur ces 21 malades atteints de fièvres typhoïdes, il en est un certain nombre que nous n'avons pu suivre jusqu'au bout, et dont le transport à l'hôpital, soit dès le début de la maladie, soit pendant son cours, nous a fait nécessairement perdre la trace. Combien en est-il revenu ? Combien en est-il resté ?

Cette observation me paraît indispensable pour expliquer la proportion si minime des décès.

Nous arrivons au troisième trimestre. La fièvre typhoïde revêt alors le caractère franchement épidémique, et emprunte à la forme synoque son cachet spécial. 34 cas portés sur les bulletins le démontrent péremptoirement, et 3 décès seulement viendraient encore témoigner de son peu de gravité ; mais un pareil témoignage n'est que faux et décevant, si vous voulez bien vous rappeler l'observation que j'ai faite plus haut, et qui s'applique également ici.

Indépendamment de l'affection typhoïde, nous voyons prédominer dans ce trimestre, ainsi que nous l'avions fait pressentir à la fin du deuxième trimestre, les autres maladies du tube intestinal. Il nous fournit un contingent de 106 cas, toujours sous les dénominations diverses de diarrhée, dyssenterie, entérite, entéro-colite, embarras gastriques, et ces affections se

montrent encore plus inoffensives que celles du deuxième trimestre ; 2 décès en tout.

Dès le premier mois de ce troisième trimestre, une maladie
appartenant également au tube digestif, la cholérine, nous est
signalée 9 fois sur les bulletins, et nous fait redouter un terrible fléau, dont elle est en quelque sorte et presque toujours le
symptôme précurseur et l'avant-garde. Heureusement que cette
fois la cholérine n'était la messagère d'aucun désastre : elle ap-
paraissait seulement à titre d'affection intestinale et sporadi-
que ; car un seul cas de choléra s'est montré à sa suite, et a été
guéri en trois jours.

Nous terminerons ce qui a rapport au troisième trimestre en
vous mentionnant 14 cas de variole, varioloïde et varicelle, tous
benins, tous ayant guéri. Nul doute pour nous que cette bénignité ne soit l'effet des vaccinations pratiquées antérieurement
sur les sujets atteints. Ces vaccinations, vous le savez, s'opè-
rent sur une échelle aussi vaste que libérale, et les indigents
s'empressent tous les ans d'y conduire leurs enfants. Dans
l'année qui nous occupe, 1,291 enfants ont été vaccinés. Sur
ce chiffre nous ne comptons que 18 insuccès. Nous devons
ajouter au chiffre de 1,291, 15 cas de revaccination pratiquées
avec succès.

Au commencement du quatrième trimestre nous sommes
toujours en présence de l'affection typhoïde, et nous en constatons 15 cas, dont 1 décès. Evidemment, si vous ne vous rappe-
liez encore ce qui a été dit à ce sujet, vous seriez tentés de
croire que jusqu'alors on a calomnié cette maladie, en lui at-
tribuant une réputation de malfaisance si peu en rapport avec
les chiffres.

12 cas de variole, varioloïde ou varicelle se sont également
montrés dans ce trimestre, mais avec le même caractère de bénignité que dans le trimestre précédent, puisqu'il n'y a eu aucun décès à enregistrer.

Vous dire, enfin, pour terminer cette revue médicale de

l'année 1857, que la moitié du dernier trimestre s'est signalée par la reproduction des affections catarrhales si nombreuses observées dans le premier trimestre, c'est répéter un fait classique et élémentaire. Les modifications de l'état de l'atmosphère, ses variations hygrométriques et les transitions de température qui accompagnent le passage de l'automne à l'hiver, vous le savez comme moi, entraînent toujours à leur suite l'inévitable cortége de rhumes, de grippes et de coryzas.

Des malades traités à domicile, aux consultations gratuites données dans les bureaux, la transition est naturelle. Le peu que nous ayons à dire sur ce service est tout à son éloge. Déjà près de trois années d'expérience ont mis en lumière les résultats avantageux du mode actuellement en vigueur, et ont constaté sa supériorité sur les modes précédemment expérimentés. Tous les jours nous voyons s'accroître le nombre des malades qui viennent en réclamer les bénéfices.

En chiffres ronds, 11,000 personnes se sont présentées aux consultations pendant l'année 1857.

Sur ce nombre :

6,400 environ d'inscrits.

4,600 environ de non inscrits.

Inscrits ou non, ces 11,000 malades ont presque tous reçu gratuitement les médicaments prescrits. C'est un usage généralement et forcément consacré. La difficulté, pour ne pas dire l'impossibilité de faire une enquête immédiate sur la position des personnes, et de constater leur sincérité ou leur mensonge quand elles déclarent qu'elles sont dénuées de ressources, explique cet usage si elle ne le justifie point.

Mais c'est à regret que j'effleure cette question, et j'en abandonne la solution à la sagacité de nos administrateurs. Ils sauront concilier les intérêts du malade vraiment nécessiteux avec

la rigueur dont on doit user envers celui qui s'abrite derrière
une misère d'emprunt pour obtenir un secours illégitime.

C'est à regret également que je vous signalerai les plaintes
de quelques malades qui prétendent ne pas recevoir exactement les doses de médicaments prescrits par nous. Ces plaintes
sont-elles ou ne sont-elles pas fondées? Il me suffit de vous les
mentionner.

Je ne veux pas quitter ce chapitre des consultations gratuites,
sans payer à nos excellentes sœurs le tribut qui leur est dû pour
le concours si efficace qu'elles nous prêtent à tous. La sainte
mission qu'elles remplissent auprès de nos malades, leur pieux
dévouement et leur abnégation vraiment chrétienne nous pé-
nètrent de respect et nous inspirent la noble ardeur de mériter
et de partager avec elles les bénédictions des malheureux.

Nous voici, Messieurs, presque arrivé au terme de notre tâche. Cependant, pour ne pas manquer à notre mission, qui est
de dire tout ce que nous croyons utile, nous prendrons la li-
berté de vous présenter quelques observations à l'égard de l'admission de nos malades dans les hôpitaux.

Vous savez tous combien cette admission s'obtient difficile-
ment pour les maladies chroniques, combien elle est facile
pour les maladies aiguës, pour peu qu'elles présentent une
certaine gravité.

Des raisons puissantes, des considérations d'un ordre élevé
ont voulu qu'il en fût ainsi. On comprend qu'en ouvrant dans
les hôpitaux un large accès aux affections chroniques, ces éta-
blissements seraient promptement encombrés, et par ce fait
détournés de leur destination principale, qui est d'offrir à tout
moment, à chaque heure, et dans toute occurrence, un lit et
des secours pour les cas urgents et qui ne peuvent attendre.

Cependant, il est un certain nombre de malades atteints d'affections chroniques pour lesquels il serait désirable de voir

fléchir la rigueur des règlements, et s'aplanir cette difficulté d'accès.

Je cite en première ligne les malades habitant seuls, privés du concours de leurs parents ou de leurs amis. En deuxième ligne ceux qui occupent des logements humides, insalubres, impossibles quelquefois, dans lesquels la maladie prend de jour en jour un caractère plus grave et plus menaçant.

En effet, que peut le médecin qui a à lutter non seulement contre la maladie elle-même, mais encore contre l'isolement du malade, contre l'impossibilité de faire exécuter ses prescriptions et ses conseils, contre l'insalubrité de la rue et du local. Il se trouve réduit à une impuissance presque absolue, et s'épuise souvent en soins et en efforts stériles; car, pour cette classe de malades, la médication proprement dite est presque toujours inefficace : une bonne hygiène, de l'air pur, des aliments sains, de bons vins, du linge propre, des bains variés, etc., amènent souvent des résultats heureux que la thérapeutique seule n'obtient jamais.

Malheureusement nos indigents ne peuvent trouver aucune de ces conditions libératrices dans leurs taudis si tristes et si délabrés. C'est l'habitation trop longtemps prolongée dans ces cloaques infects, espèces de silos où ils vivent entassés, et condamnés tour-à-tour à un froid meurtrier ou à une chaleur étouffante, c'est cette habitation, dis-je, qui jointe à la malpropreté, à l'action des gaz délétères, à une nourriture malsaine, presque toujours végétale et souvent insuffisante, a engendré toutes ces infirmités, toutes ces affections chroniques sans nombre. Et ce n'est pas en les y laissant séjourner encore que l'on doit espérer leur soulagement ou leur guérison. Certes, les hôpitaux, tels que la Charité, Lariboisière, la Pitié, Beaujon, etc., leur offriraient un séjour beaucoup plus salubre.

Mais je sais bien que tous nos malades ne pourraient y trouver place, et que d'ailleurs la plupart de ces influences délétères que je signale plus haut se trouvent chaque jour amoindries par les expropriations et les reconstructions qui se pratiquent si activement sur tous les points de Paris. De larges rues, de magnifiques boulevarts prennent la place des ruelles étroites et fangeuses; aux noirs carrefours succèdent de vastes places, des squares élégants, des jardins pleins de fraîcheur et de verdure. Les bouges disparaissent peu à peu, emportant avec eux les inconvénients de l'agglomération. Des habitations saines, spacieuses, splendides les remplacent; et si nos indigents ne deviennent pas tous les hôtes de ces palais, je dois reconnaître cependant qu'ils y gagneront une plus large répartition d'air et de lumière.

Si nous nous reportons maintenant aux affections aiguës, nous voyons que leur traitement à domicile est loin de présenter les mêmes obstacles. Si l'on en excepte celles qui exigent des moyens spéciaux que les hôpitaux seuls ont à leur disposition, le médecin du bureau pourra toujours les attaquer et lutter contre elles avec succès. Une médication prompte et énergique le plus souvent les jugule. Les moyens accessoires de traitement sont en général simples et faciles : la diète y joue un grand rôle, et la diète est à la portée de tous.

Cependant, il est un vœu déjà émis par mes devanciers, vœu d'un ordre sérieux que je dois formuler hautement ici, c'est que le catalogue des médicaments s'élargisse, se complète graduellement, et ne présente plus de différence avec celui des hôpitaux. Pourquoi, en effet, tant de restrictions, tant d'exclusions, lorsque la matière médicale agrandit tous les jours son domaine? Pour que le médecin soit à la hauteur de sa mission, il ne faut pas lui mesurer et lui limiter les moyens. Que de fois nos collègues ont-ils regretté de ne pas avoir à leur disposition tels médicaments dont ils obtiennent d'heureux résultats dans leur clientèle particulière ! Nous avons, il est vrai, les médicaments principaux, usuels, ceux que l'expérience a consacrés et reconnus indispensables; mais les médicaments accessoires et secondaires, qui sont, si vous le voulez, les adjuvants des autres, nous manquent presque complètement. Et ils ont leur utilité, croyez-le bien ; car il y a dans toute maladie des phénomènes si complexes, des nuances si multiples, des indications thérapeutiques si variables, que tel médicament réputé secondaire passe quelquefois au premier rang et décide du succès, comme le plus infime soldat contribue au gain de la bataille.

Pour nous, médecins, nous considérons également comme un devoir de demander quelques modifications au bulletin d'inscription laissé au domicile des malades ; nous voudrions qu'une ou deux colonnes de ce bulletin fussent supprimées, pour laisser un espace destiné à recevoir des signes *conventionnels* que le visiteur seul saurait comprendre, et qui fourniraient toutes les semaines, à la commission des secours, des renseignements positifs sur les phases et sur la gravité de la maladie. Cette mesure nous paraît impérieusement recommandée par les égards et les ménagements que l'on doit à tous ceux qui souffrent, surtout aux malheureux qui souffrent d'un mal incurable.

Telles sont, Messieurs, les observations que nous avons cru devoir soumettre à votre appréciation. Toute notre pensée se résume en ceci :

Pour les hommes dévoués à la cause des pauvres, et qui ont suivi d'un œil attentif tout le bien réalisé depuis quatre ans par la nouvelle organisation des secours à domicile, il y a lieu d'espérer qu'une institution aussi généreuse et qui répond si bien aux besoins de notre époque, verra chaque jour ses ressources s'accroître. Cette institution, en effet, se développe et grandit : semblable à un arbre tutélaire et fécond, elle pousse chaque jour de nouveaux rameaux pour y abriter un plus grand nombre de malheureux. Aussi combien doit-on désirer de voir ses moyens d'action s'élever à la hauteur de sa sainte mission ! Que de larmes séchées ! que de misères secourues ! mais que de misères à secourir, et que d'inefficacité dans les secours, par suite de leur insuffisance !

Il reste donc beaucoup à faire; mais l'impulsion est donnée, et la gloire de notre siècle sera de marcher d'un pas hardi dans la voie que nous a ouverte un Gouvernement libérateur, et où nous, médecins, nous sommes fiers de travailler comme simples pionniers, peu soucieux que nos noms soient illustrés dans l'avenir, pourvu qu'ils soient vénérés dans la mémoire des pauvres !

Maintenant, Messieurs, il me reste un dernier devoir bien doux à remplir. Permettez-moi donc de ne pas clore ce rapport sans offrir, au nom de tous mes collègues, de vifs remercîments à **M.** Quesnot, notre secrétaire-trésorier. Nous avons tous apprécié en lui une extrême obligeance alliée à une grande aptitude et à une exquise affabilité dans ses fréquentes relations avec nous.

Qu'il me soit aussi permis de me rendre ici l'interprète d'un sentiment partagé par chacun de nous, en adressant à notre digne président et à nos administrateurs l'expression sincère de notre gratitude. Nous avons toujours trouvé en eux bienveillance et sympathie, empressement à seconder nos efforts, et désir ardent d'alléger notre tâche, souvent ingrate et ardue. Et, disons-le avec joie, une telle communauté de vues et d'inspirations ne saurait être stérile ; elle tourne nécessairement au profit des malheureux, et témoigne hautement de l'intérêt qui s'attache à leur cause.

www.ingramcontent.com/pod-product-compliance
Ingram Content Group UK Ltd.
Pitfield, Milton Keynes, MK11 3LW, UK
UKHW020150080726
13614UKWH00005B/2499